CONGRÈS

SCIENTIFIQUE DE FRANCE.

14ᵉ Session. (Marseille, septembre 1846.)

SECTION III. — IXᵉ QUESTION.

« Comment s'opposer aux ravages de la syphilis? Les
« mesures d'hygiène publique auxquelles on soumet
« les prostituées sont-elles suffisantes?
« Dans la négative, en indiquer
« de plus efficaces. »

BORDEAUX.

Imp. de A. Péchade, 34, rue Sainte-Catherine.

1846.

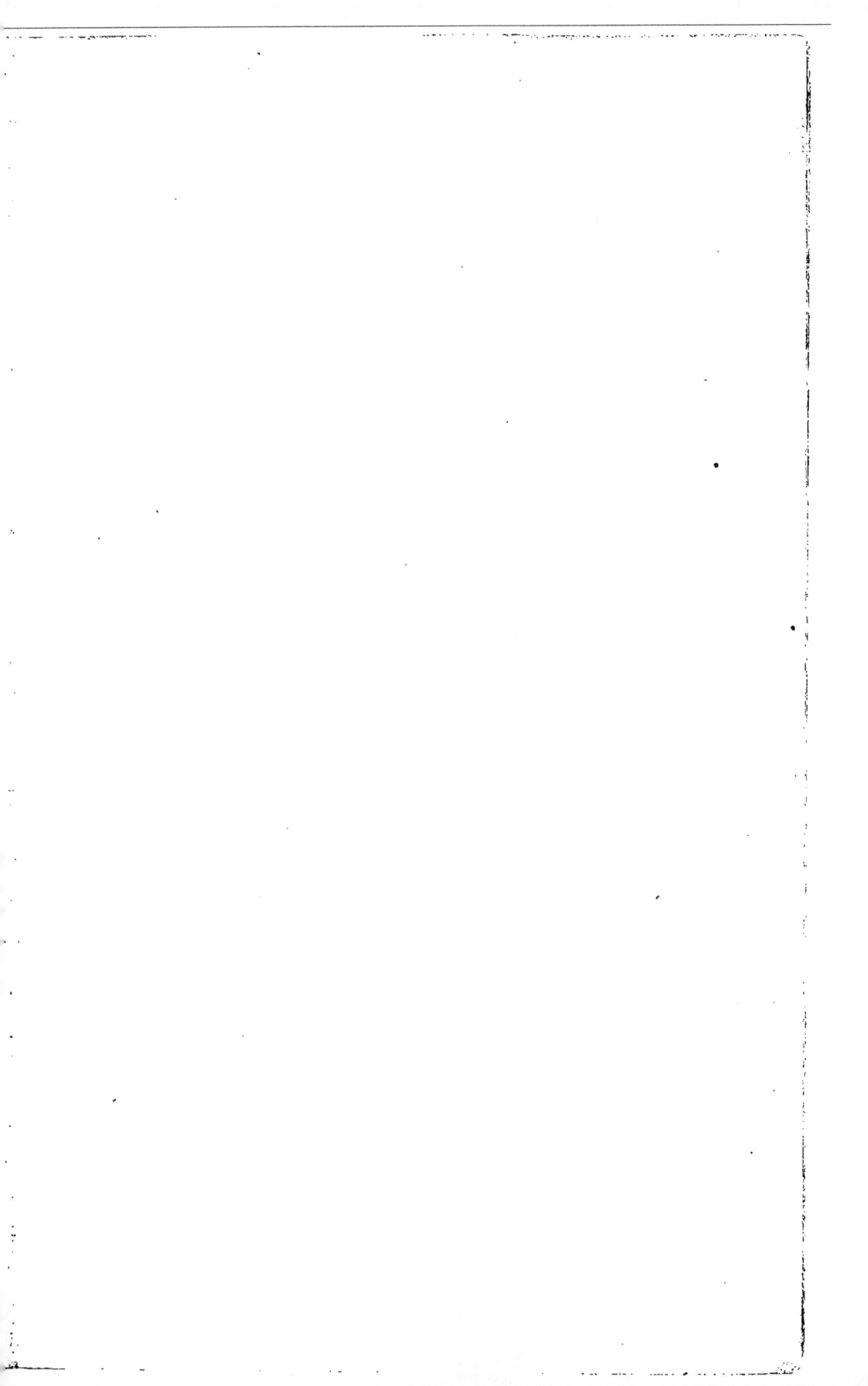

$T_c{}^{51}/7$

CONGRÈS SCIENTIFIQUE DE FRANCE.

14me SESSION. (MARSEILLE, SEPTEMBRE 1846.)

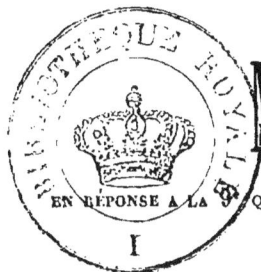

MÉMOIRE

EN RÉPONSE A LA 9e QUESTION DE LA SECTION 3e (SCIENCES MÉDICALES) DU PROGRAMME, AINSI CONÇUE :

« Comment s'opposer aux ravages de la syphilis? Les mesures
« d'hygiène publique auxquelles on soumet les prostituées sont-elles
« suffisantes? Dans la négative, en indiquer de plus efficaces. »

PAR LE DOCTEUR J. VENOT,

Président de la Société royale de médecine de Bordeaux, chirurgien de l'Hôpital des vénériens, et médecin du dispensaire de la même ville, membre correspondant des Sociétés de médecine de Toulouse, Lyon, Nancy, Tours, Bruxelles, de l'Académie de chirurgie de Madrid, etc., etc.

BORDEAUX.

IMPRIMERIE DE A. PECHADE, RUE SAINTE-CATHERINE, 31.

1846.

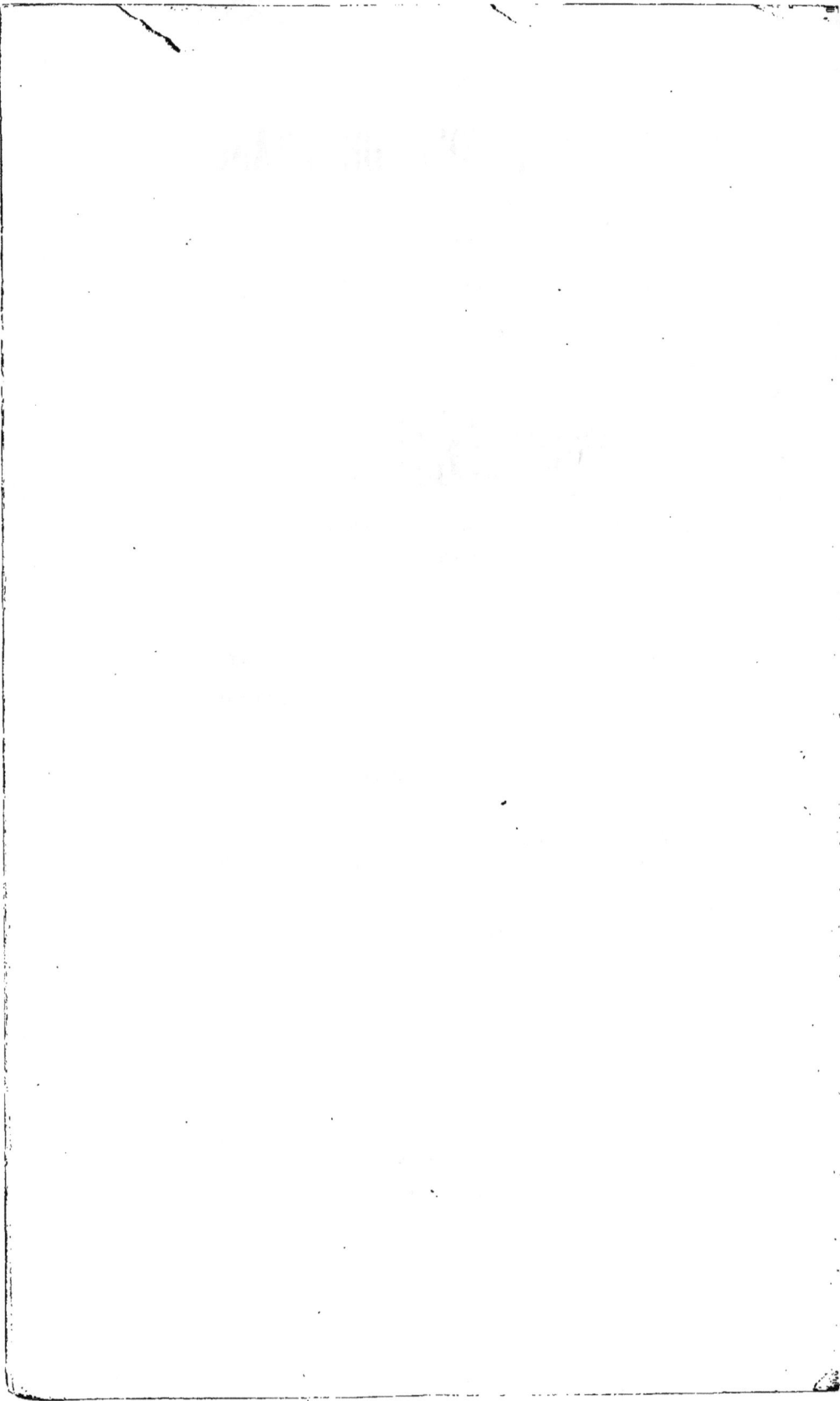

CONGRÈS SCIENTIFIQUE.

SECTION III. — IXe QUESTION.

§ I.

Le problème hygiénique qui fait l'objet de cette question, a été bien des fois pris, repris, étudié, controversé, et les conséquences de ces nombreux travaux, quoique se ralliant toutes au même centre logique, sont demeurées inédites et disséminées pour devenir autant de boussoles particulières aux localités qui les ont provoquées.

Le but général eût été pourtant bien plus facilement atteint, si, ne se renfermant pas dans des indications restreintes, chacun des expérimentateurs eût apporté le fruit partiel de ses recherches, au flambeau d'une salubrité commune, d'où seulement pouvaient jaillir les véritables lumières du bien-être public.

Pour ma part, je me suis souvent élevé contre cette sorte d'isolement des rapports spéciaux de chaque ville, et malgré les améliorations successives dont ils ont été l'occasion, en ce qui regarde le dispensaire de Bordeaux, j'ai très-souvent compris quelle immense portée ils auraient dans l'espèce s'ils ne demeuraient pas enfouis dans les cartons de l'administration.

Aussi pour répondre aux trois interrogations formulées au programme du Congrès, il me faudra seulement exhumer, en les étendant, les réflexions pratiques dont, depuis seize ans, j'ai consigné les termes généraux dans le registre municipal de Bordeaux; que chacun de mes collègues des grandes villes du royaume veuille bien me suivre dans cette voie féconde en résultats, et la prophylaxie d'un mal grave encore, malgré sa réelle décroissance symptomatologique, pourra devenir moins illusoire et moins négative.

§ II.

Et d'abord (ces derniers mots l'indiquent assez) il ne faut pas se le dissimuler, ce qu'on appelait *les ravages de la syphilis* a éprouvé de nos jours une importante et salutaire modification. Nous ne sommes plus au temps de ces affreuses cachexies vénériennes, minant les organisations, les détériorant, soit par la suc-

cession rapide des accidents de diverses périodes chez le
même individu , soit par la transmission héréditaire de
germes mal éteints et prenant en passant par la filière
de la génération un caractère d'incurabilité avérée.
Non qu'on ne rencontre pas encore trop souvent de ces
effrayantes images , fruits amers de l'incurie ou de la
violence d'action du virus, mais , disons-le à la gloire
de la thérapeutique et de l'hygiène , ces fâcheux déla-
brements morbides sont rares actuellement , et dans
une proportion tout-à-fait exceptionnelle avec ce qu'ils
étaient il y a seulement vingt ans.

Aussi faut-il s'empresser de le reconnaître , les *ravages de la syphilis* sont théoriquement et pratique-
ment conjurés, et c'est à la bonne direction des règles
sanitaires qu'il faut surtout en faire remonter l'hon-
neur. Alors que se bornant à l'inspection superficielle
et très-distancée des prostituées, on se livrait, par ces
insuffisantes manœuvres, au décevant espoir d'enrayer
le *contagium ;* quand s'arrêtant au précepte professé
par M. Lisfranc , on explorait seulement les organe
extérieurs de l'appareil génital de la femme, parce que
d'après ce professeur *(Cours de* 1822 *à l'Ecole pratique)* : « Les chancres siégent exclusivement à la vulve
« et à l'entrée du vagin, et sont, à l'instar des épines,
« placés hors du limbe de la rose. » Alors, dis-je, la
syphilis sévissait par d'innombrables symptômes sié-
geant dans tous les replis muqueux du conduit vulvo-
utérin et jusque sur les éminences du col de la ma-
trice, localisation malheureusement trop fréquente des

ulcérations vénériennes secondaires chez les prostituées non soumises, ainsi que je l'ai constaté dans mainte circonstance.

§ III.

Les ravages de la syphilis devenus donc moins fréquents et surtout plus curables, on a dans ces derniers temps renouvelé des espérances et tenté divers essais, ayant pour objet l'avortement de cette malédiction sociale. Au point de vue des analogies et de l'expérimentation, on a pu se poser de consolantes questions, et sollicitant le hasard, on a voulu lui arracher un secret sur lequel il paraît ne vouloir pas dire encore son dernier mot.

Oubliant les déconvenues dont tant de moyens secrets ont déjà été frappés; ne se rappelant plus les prôneurs audacieusement ignares du *savon anglais*, de *l'huile de Déjanire*, de *la Diane* de l'accoucheur-poète Sacombe et surtout du baume *dit préservateur* de Préval, voici que de nos jours, au moment où j'écris, l'industrialisme cherche à reprendre les scandaleuses allures d'un système autant immoral que faillible dans ses effets.

Deux chimistes ont simultanément trouvé, l'un aux Etats-Unis, l'autre en Espagne, un précieux liquide dont l'action syphilifuge est, disent-ils, d'une certitude incontestable. Une société en commandite s'organise à petit bruit pour l'exploitation de cette découverte qui vaut au moins celle de Christophe Colomb ; des capitaux sont versés , des démarches faites auprès du gouvernement pour en obtenir un brevet d'invention, qu'il pourra, cette fois, donner *sans garantie;* mais au préalable, et comme on le pense de reste, on s'étaye d'expériences faites en divers lieux et notamment à Bayonne par un docteur dont on montre avec une certaine discrétion les certificats et les observations.

Comme médecin de l'Hospice des vénériens et du dispensaire de Bordeaux, on a tenté près de moi quelques ouvertures du genre de celles qui ont probablement été faites à mon collègue du département des Basses-Pyrénées ; on désirait que par des essais faits sur une échelle plus étendue, je pusse confirmer ceux dont on se parait déjà comme d'un glorieux trophée. Comprenant toute l'importance d'une semblable proposition, mais appris à me défier des embûches du charlatanisme, j'ai fait à ces propositions des réserves qui portaient trop sur le vif du problème ; je voulais : 1° connaître la composition du moyen ; 2° expérimenter avec le concours d'une commission ; 3° voir les attestations autographes du docteur L... dont on ne me montrait que le *fac simile.*

Ces conditions n'ont pu être acceptées par la compagnie *hygiénique* qui possède le merveilleux vaccin dont il s'agit, et j'ignore si sur un théâtre plus spacieux, à Paris, où, dit-on, les hommes d'affaires qui veulent donner à celle-ci toutes les proportions d'une immense acquisition , parviendront au double but d'é-

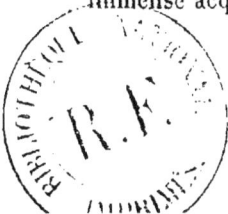

teindre la contagion vénérienne et de faire fortune: Par le temps qui court et avec l'émotion qui résulte de tout ceci , il ne serait pas impossible qu'ils atteignissent la dernière de ces conséquences.

Quant à la première, tout en ayant le désir bien profond de la voir se réaliser, en admettant un hasard providentiel de la nature de celui qui immortalisa Jenner; en un mot, en se plaçant au point de vue d'où la conscience d'un fait nouveau permet de l'examiner et d'en déduire la valeur, il est rationnel de penser, il est juste de craindre qu'elle ne soit qu'une illusion peu généreuse, car les bienfaits du genre de celui qui résulterait d'un tel préservatif ne se traduisent pas sous la forme d'actions commerciales, se plaçant par coupons et se vendant à la Bourse comme une vile matière. Les hommes qu'un rayon céleste aurait éclairés dans cette obscure voie de l'empirisme, feraient, malgré les stimulations d'un cupide désir, trève aux habitudes d'exploitation qui caractérisent notre époque, pour doter leurs semblables d'un antidote que réclame le poison le plus cruel dont ait à se plaindre l'humanité. — Tout sceptique qu'on soit sur ce point, il faut croire cependant à quelque reste de philanthropie dans le cœur d'un faiseur de découverte, et si le liniment dont il est cas possède réellement la propriété annoncée par ses prôneurs, c'est au grand jour de la publicité qu'il faut en appeler, car la lumière seule peut et doit donner le cachet de la vérité et de la morale à ces inventions merveilleuses.

En attendant, il ne reste à la prophylaxie vénérienne que les moyens de propreté d'avant, et d'après
l'acte copulatif et la faible ressource de ces poches in-
testinales dues au génie inventif de M. Condom, et qui,
malgré leur importance comme branche de commerce,
n'en demeurent pas moins le plus insignifiant et le plus
infidèle de tous les préservatifs.

§ IV.

D'après tout ce qui précède, la visite donc est le pal-
ladium réel, l'ancre véritablement sauveur dans l'espèce, et l'efficacité de cette mesure n'a pas besoin d'ê-
tre démontrée. C'est à elle, sans contredit, qu'il faut
attribuer tous les bénéfices d'une salubrité si considé-
rablement améliorée au sein des grandes villes, qu'on
y a pu concevoir l'espérance d'une disparition complète du fléau vénérien.

Mais pour que cette visite atteigne le but proposé, il
faut qu'elle soit faite avec un soin de détails, une sé-
vérité d'examen, une exactitude de procédés trop
longtemps négligés, même dans les agglomérations
populeuses, *à fortiori* dans les petites villes, où main-
tenant encore cette vérification est presque partout en-
tachée de nullité, par suite de la légèreté avec laquelle
on l'exécute.

Pour que la visite porte des fruits certains, il faut :

1° Qu'elle soit renouvelée souvent. — Avant 1835, à
Bordeaux, elle était mensuelle ; depuis cette époque et

sur mes vives instances, elle est devenue bi-mensuelle. J'espère qu'avant peu elle sera hebdomadaire. — Il est inutile de faire comprendre le bon effet de ce contrôle ainsi rapproché, laissant dans l'esprit du médecin-vérificateur la physionomie exacte des organes, leur aspect particulier, les différentes lésions non contagieuses dont ils peuvent être atteints. Rien ne fixe les souvenirs à cet égard comme la fréquence et l'habitude de l'examen; j'en fais tous les jours de judicieuses applications.

2° Qu'elle atteigne toutes les classes de prostituées; et l'on devine que je ne circonscris pas cette appellation générique aux filles enregistrées, nombre illusoire pris au milieu de cette population de femmes se livrant à la débauche clandestine, sans que jamais aucun contrôle leur soit imposé.

Car c'est dans cette classe qu'habite principalement le danger; car c'est au milieu de ces cohortes féminines, que tant de causes d'excitation mettent en relief, qu'on retrouve les véritables germes de la contagion vénérienne. Que s'il était permis de soumettre à une visite générale les filles qui pullulent dans les lieux de rendez-vous, on pourrait établir comme proposition démontrée que : « La maladie syphilitique a fixé sa symptomatologie la plus cruelle dans la dangereuse et considérable clientèle des maisons dites de passe. » Là, sans aucun doute, se retrouve la source des complications tenaces que la pratique nous met encore à même d'observer, malgré leur décroissance réelle chez

les masses légalement explorées ; là, s'engendre et se
communique le venin vérolique avec ses formes de
protée et sa malignité d'hydrophobe ; là, et seulement
là se concentrent, impunies et cachées, la propagande
honteuse du vice et l'atroce théorie de l'empoisonne-
ment social. (*)

Et cela se concevra sans peine quand on voudra
considérer qu'en regard des mesures de prudence adop-
tées par les prostituées, des soins de propreté auxquels
en général elles s'astreignent, de l'examen rigoureux
qu'elles exercent sur les organes génitaux des hommes
qui les voient, il faut placer, comme dans un parallèle
absolu, l'incurie de cet essaim d'ouvrières que la corruption morale n'atteint qu'après la corruption physi-
que elle-même. Combien de jeunes filles à peine pu-
bères, qui, dans nos cités, se prostituent en-dehors de la
maison paternelle, et trop souvent, il faut bien le dire,
du consentement et par la complicité des auteurs de
leurs jours! Combien, en effet, et c'est un des caractères
les plus hideux de notre époque, qui servent d'objets

(*) Depuis seize ans, j'établis une curieuse statistique d'après
laquelle on peut apprécier le domicile réel de la syphilis à Bordeaux. En effet, des calculs fidèlement relevés de mes consul-
tations-hommes, soit à l'hôpital, soit dans mon cabinet, il résulte que sur cent vénériens, il en est quatre vingt-quinze
contaminés par la prostitution clandestine, véritable fléau social contre lequel, dans mes rapports, je ne cesse de jeter
mon : *delenda est Carthago*.

— 12 —

de spéculations à des parents dont la misère ne justifie
pas l'infâmie, dont les besoins n'excusent en aucune
façon la bassesse et l'horrible cupidité. Des habitudes
de malpropreté, une alimentation âcre et peu substan-
tielle, un travail assidu de toute la journée, la préco-
cité d'un acte fonctionnel qui demande le complet développement de la femme, voilà ce qui putrifie cette
jeunesse si vive, en apparence si alerte, à la tournure
et à l'aspect ravissants, quand presque toujours, sous
l'écorce, se trouve le fruit amer de l'infection.

Aussi, l'hygiène, la philosophie et la morale font-elles,
depuis longtemps, une importante pétition de principes
à ce sujet. La législation si hardie pour violer la liberté
individuelle d'un nombre donné de femmes classées,
garde une trop coupable réserve pour étendre un droit
acquis, pour accomplir un devoir imprescriptible :
celui de préserver *logiquement* la société d'un mal in-
calculable dans ses résultats. Qu'on se pénètre bien
que « dans l'exercice de la police, c'est plutôt le ma-
« gistrat qui punit que la loi ; » (MONTESQUIEU, *Esprit
des Lois,* livre xxvj, chapitre 24.) et la lettre stricte
des réglements ne sera plus une ligne infranchissable
pour le pouvoir paternel, auquel sont remis de si
puissants intérêts. D'une vigilance sérieuse, attentive,
largement comprise et générale sur les filles insoumi-
ses de toutes les catégories, dépend donc *uniquement*
la solution du problème ; car, je le répète à dessein,
dans les grandes villes, à Bordeaux surtout, il est dé-
montré de la manière la plus irréfragable que la véritable

origine de la syphilis se trouve au sein des maisons
de rendez-vous et parmi la population séduisante des
grisettes, modistes, couturières, etc.

§ V.

Il faut donc le reconnaître : la VISITE faite d'après
ces diverses indications, peut *seule* éteindre autant que
possible ce feu cruel qui s'attaque aux sources de la
vie, comme pour tenir éloigné ce que le vœu de la nature tend à rapprocher sans cesse.

Est-il inutile de tracer ici le *modus faciendi* de cette
exploration, de cette recherche organique, ou faut-il,
en quelques mots, esquisser la marche adoptée pour ce
genre d'examen ? Dans l'hypothèse, et ne fût-ce que
pour servir de point de comparaison avec les divers
procédés ailleurs mis en usage, je dirai la manière
dont nous agissons à Bordeaux. On conçoit que cette
visite entraîne à de nombreux détails, et que tout le
monde n'est pas apte à la faire exactement et de façon
à ne pas errer sur les conclusions qu'il importe d'en
tirer ; aussi n'omettrai-je aucune des circonstances qui
s'y rattachent, dût cette description paraître un peu
hasardée. Je signalerai les cas douteux, les flux à cause
incertaine, les érosions simples, les épaississements
verruqueux, etc., car il est, notamment parmi les prostituées du dispensaire, des sujets atteints de lésions
plus ou moins graves dans la continuité de tissu de
l'appareil génital externe. Ces cas de pseudo-syphilis,

qui en imposeraient aux visiteurs , ont des caractères
que les gens de l'art ne peuvent confondre avec ceux
des ulcérations vénériennes proprement dites. Tous
ces détails bien établis, voici comme il convient d'agir :

Après avoir *vu et touché* les aînes, le pubis, l'extérieur
des grandes lèvres, pour savoir s'il n'existe pas dans
ces régions des pustules, des végétations, des adénites,
on écarte la vulve, et on visite avec soin sa surface
muqueuse, les nymphes, le clitoris, l'orifice de l'urètre et l'ouverture du conduit vulvo-utérin ; on doit apprécier la coloration particulière de ces parties, leur
humidité, l'intégrité de leur texture, se gardant bien
de confondre un flux simplement muqueux avec l'exu-
dation puriforme de la blennorhagie, ou la sanie
épaisse qui suinte des chancres ; on ne confondra pas
non plus les caroncules myrtiformes avec des hyper-
trophies membraneuses et syphilitiques ; puis on presse
l'urètre, on regarde avec attention l'isthme du vagin ,
lieu où séjournent habituellement les ulcérations, dites primitives ; on porte son attention sur des plaques
rouges ou vasculaires de la membrane muqueuse, indi-
ces trop souvent assurés du prochain développement
des érosions vénériennes. La fourchette, l'anus à sa
marge et au-dessus de son sphincter doivent être aussi
l'objet d'un examen spécial.

De cette visite toute extérieure, on passe à celle du
col de l'utérus. On se sert pour cela du *spéculum,* ins-
trument qui met à nu les parties profondes et permet
de les explorer. Cette inspection est on ne peut plus

importante, car une infinité de symptômes vénériens résident dans les régions cachées, et laissent intacts et sains tous les organes superficiels. Bien des fois j'ai pu faire cette remarque au dispensaire, et j'en ai conclu, contrairement à la proposition du docteur Lisfranc, mentionnée plus haut, que si la vulve était surtout un passage épineux, dans beaucoup de cas l'aiguillon syphilitique se cachait sous les apparences extérieures les plus favorables, et siégeait dans le voisinage du col.

Après cet attentif examen des organes génitaux, il faut diriger ses recherches vers les cavités anale et buccale, siéges fréquents, non seulement d'ulcérations chroniques, de symptômes consécutifs, mais encore de lésions directement causées par l'usage contre nature de ces divers orifices. La dépravation des sens est devenue si universelle parmi les débauchés, que le coït vaginal est presque pour eux une exception ; d'où l'impérieuse indication pour le médecin visiteur d'explorer la bouche, l'anus, les aisselles, etc., à l'égal du conduit vulvo-utérin. — Les intervalles des orteils, des doigts, les cheveux peuvent aussi donner lieu à d'importantes observations. Il ne faut, enfin, négliger aucune des régions de l'habitude extérieure, car le virus vénérien peut, à l'instar des spiritualités dogmatiques, trôner partout et nulle part.

§ VI.

Des considérations rapides, mais essentiellement

pratiques, qui font le sujet de cet écrit, on doit con-
clure :

1° Que les ravages de la syphilis sont dans une proportion tous les jours décroissante, grâces aux métho-
des de traitements employés et aux mesures sanitaires
dont l'usage se généralise au centre des grandes popu-
lations;

2° Que dans les villes du royaume, à Bordeaux par-
ticulièrement, le domicile réel de la syphilis n'est
point parmi les prostituées, mais bien dans la considérable clientelle des maisons dites de passe et parmi
les filles non visitées et exerçant la *prostitution clandestine;*

3° Que des moyens préservatifs ont été prônés à
chaque époque par le charlatanisme; que récemment
encore un liniment espagnol-américain a été vanté
comme antidote certain de la vérole; — que la demande d'un brevet pour ce *cosmétique* vient d'être
adressée au gouvernement, mais qu'il est prudent et
logique de se défier de cette nouvelle *vaccine* dont la
vertu est encore un problème, pour ne pas dire plus ;

4° Que la visite des organes, fréquente, générale,
complète et bien comprise, est le seul, le vrai, l'unique
préservatif d'une maladie dont, encore un coup, la symptomatologie devient tous les jours moins fréquente et
moins grave.

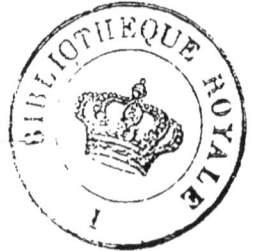

www.ingramcontent.com/pod-product-compliance
Lightning Source LLC
Chambersburg PA
CBHW070208200326
41520CB00018B/5550